W0184144

NACHT FÜR NACHT

DEBI GLIORI

ÜBERSETZT VON RENATE WELSH

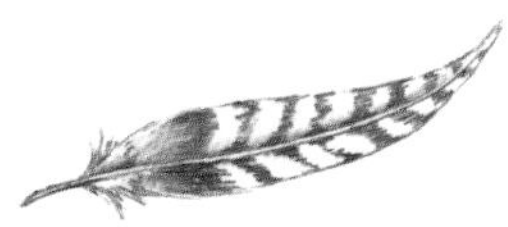

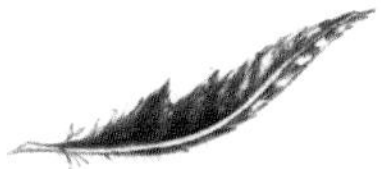

Bibliografische Information der Deutschen Nationalbibliothek
Die Deutsche Nationalbibliothek verzeichnet diese Publikation
in der Deutschen Nationalbibliografie;
detaillierte bibliografische Daten sind im Internet
unter http://dnb.d-nb.de abrufbar.

Neue Rechtschreibung
© 2019 Obelisk Verlag, Innsbruck-Wien
Text & illustrations © Debi Gliori 2017
Originally published in the English language as Night Shift by
Hot Key Books, an imprint of Bonnier Books UK
Lektorat: Regina Zwerger
Alle Rechte vorbehalten
Druck und Bindung: Finidr, s.r.o. Cesky Tesin, Tschechien
ISBN 978-3-85197-923-7

www.obelisk-verlag.at

NACHT FÜR NACHT

DEBI GLIORI

ÜBERSETZT VON RENATE WELSH

OBELISK

Wann es begonnen hat, weiß ich nicht.
Vielleicht ist es eingefallen wie Nebel in der Nacht.

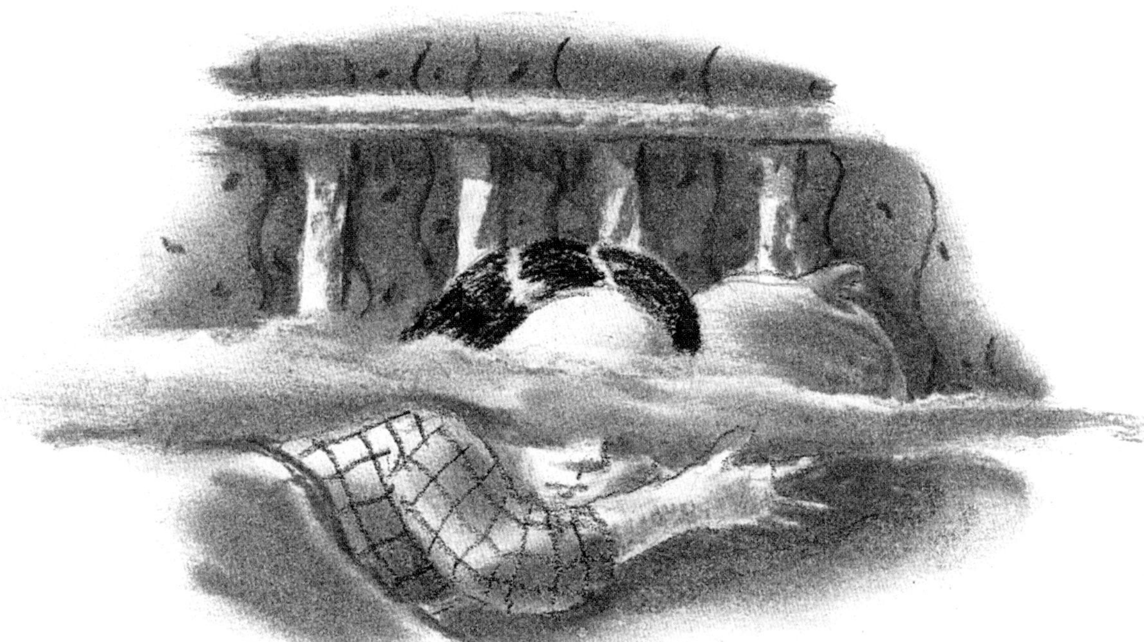

Ich war müde.
Den ganzen Tag lang.

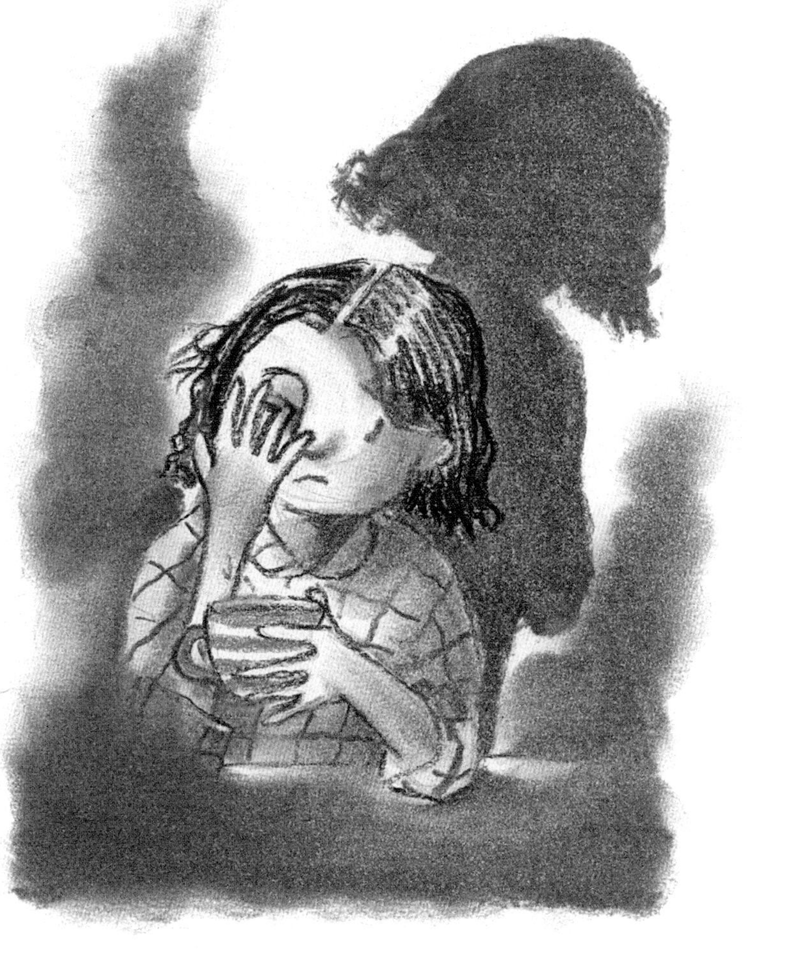

Nacht für Nacht überfiel mich der Nebel.

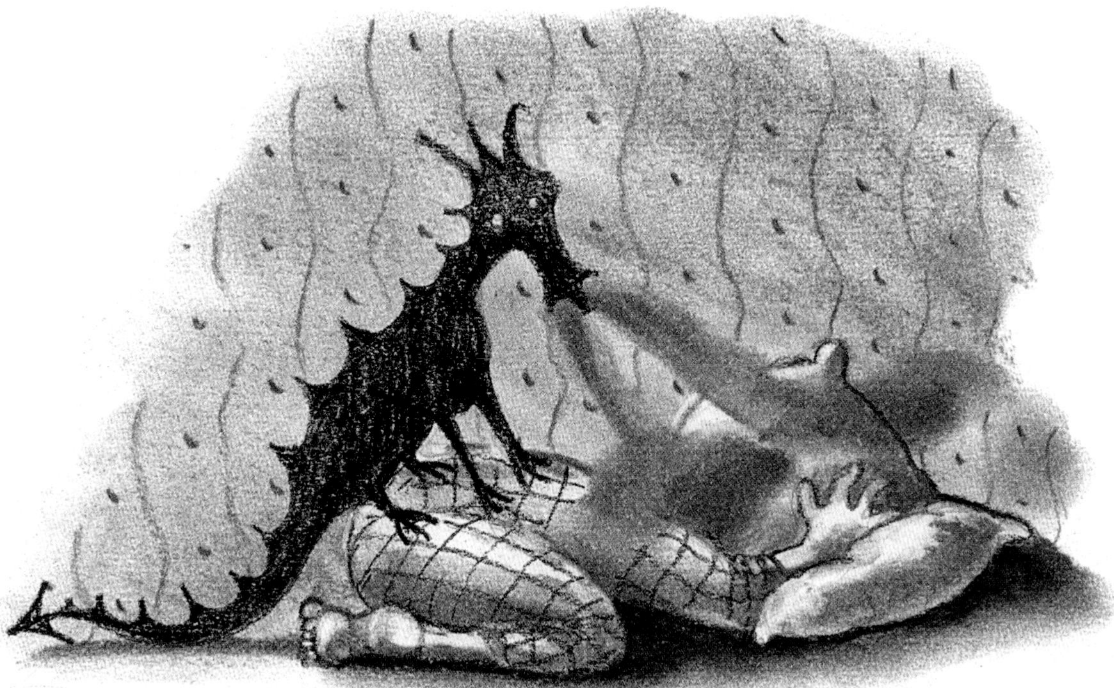

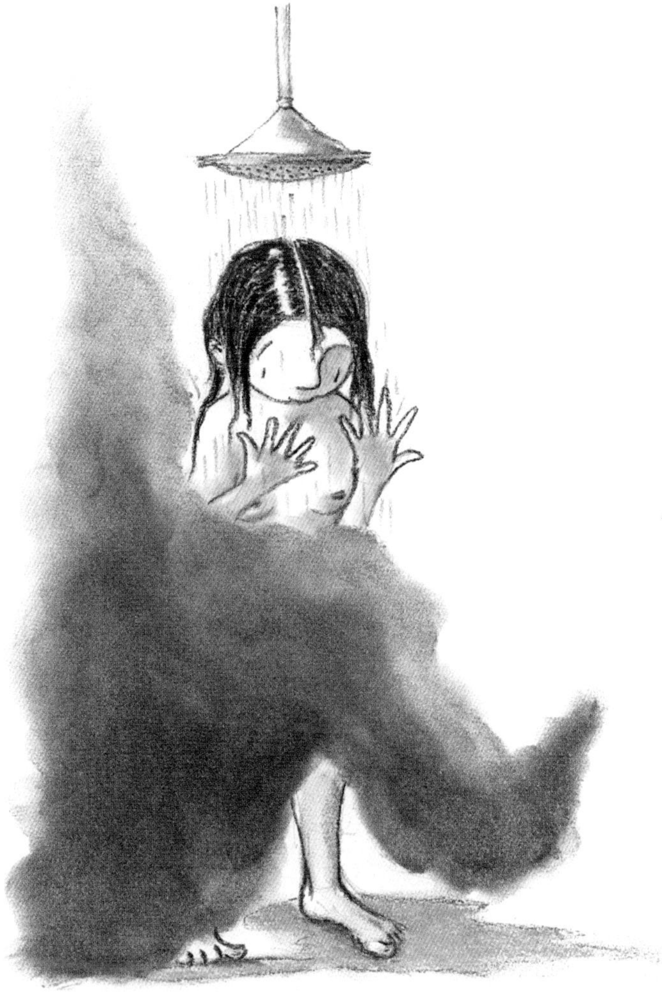

Auch am Tag.

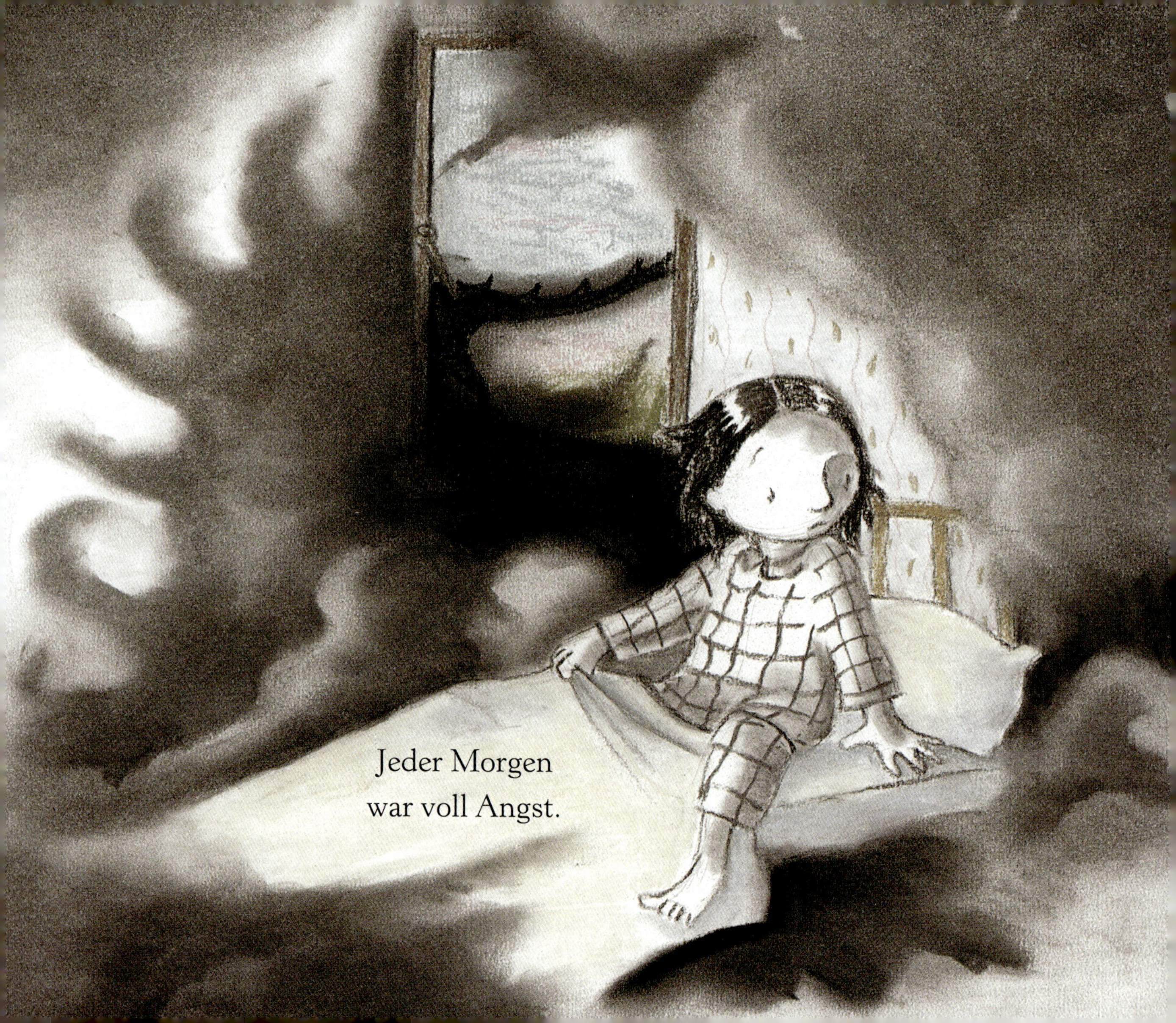

Jeder Morgen
war voll Angst.

Mein Herz
hämmerte.
Mein Bauch
tobte.

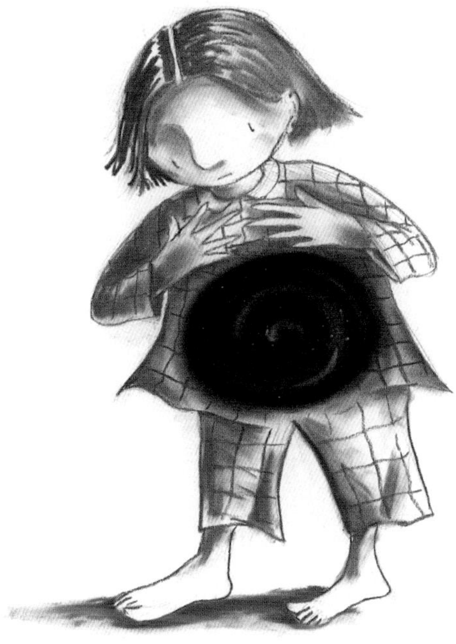

Ich war
völlig
hohl.

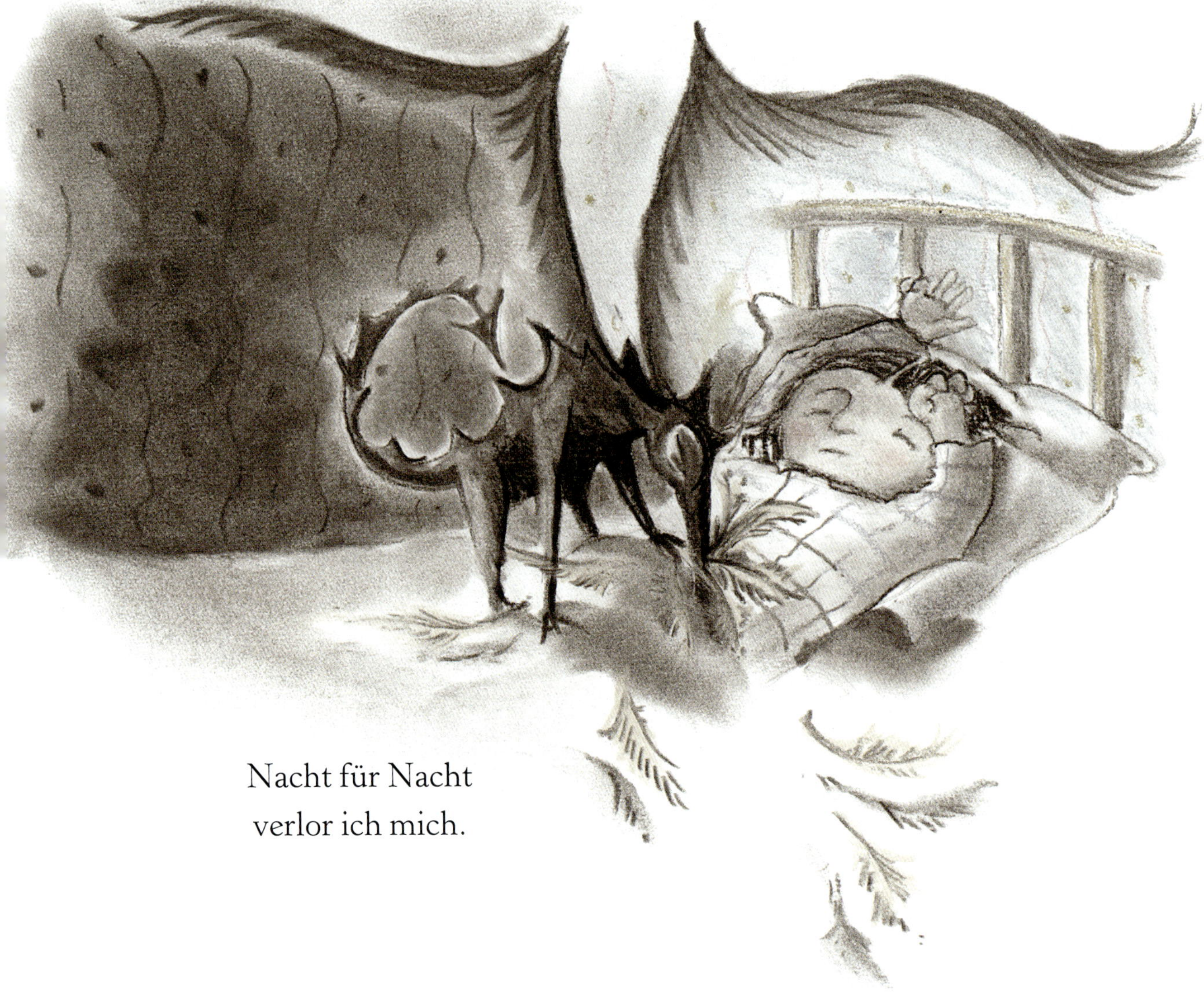

Nacht für Nacht
verlor ich mich.

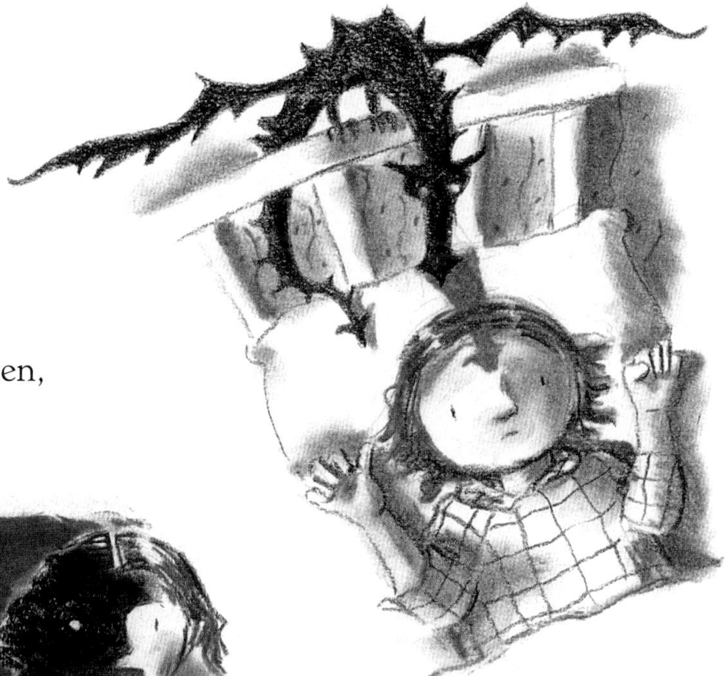

Nacht für Nacht
wachte ich auf,
ich hatte Angst
und konnte nicht sehen,
wovor.

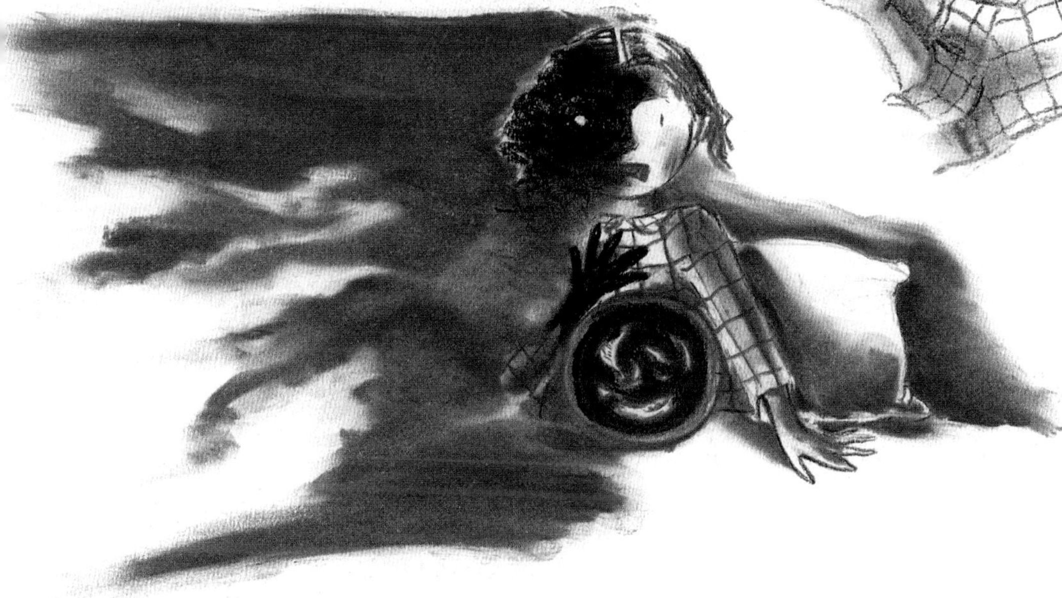

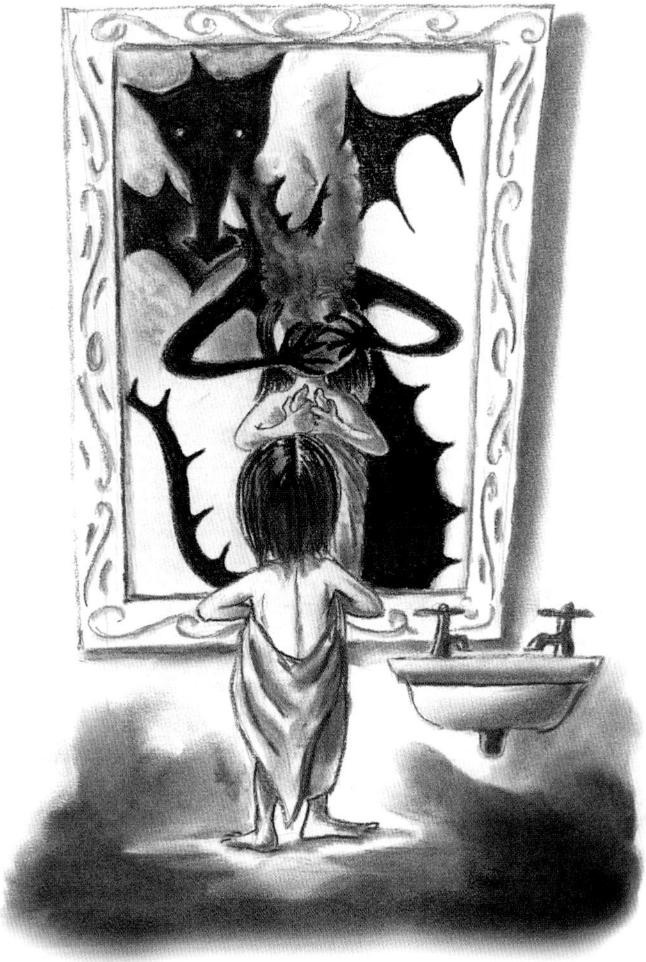

Und eines Nachts
wusste ich nicht mehr,
wer ich war.
Ich stand auf, blickte
in den Spiegel und sah,
dass ich krank war.

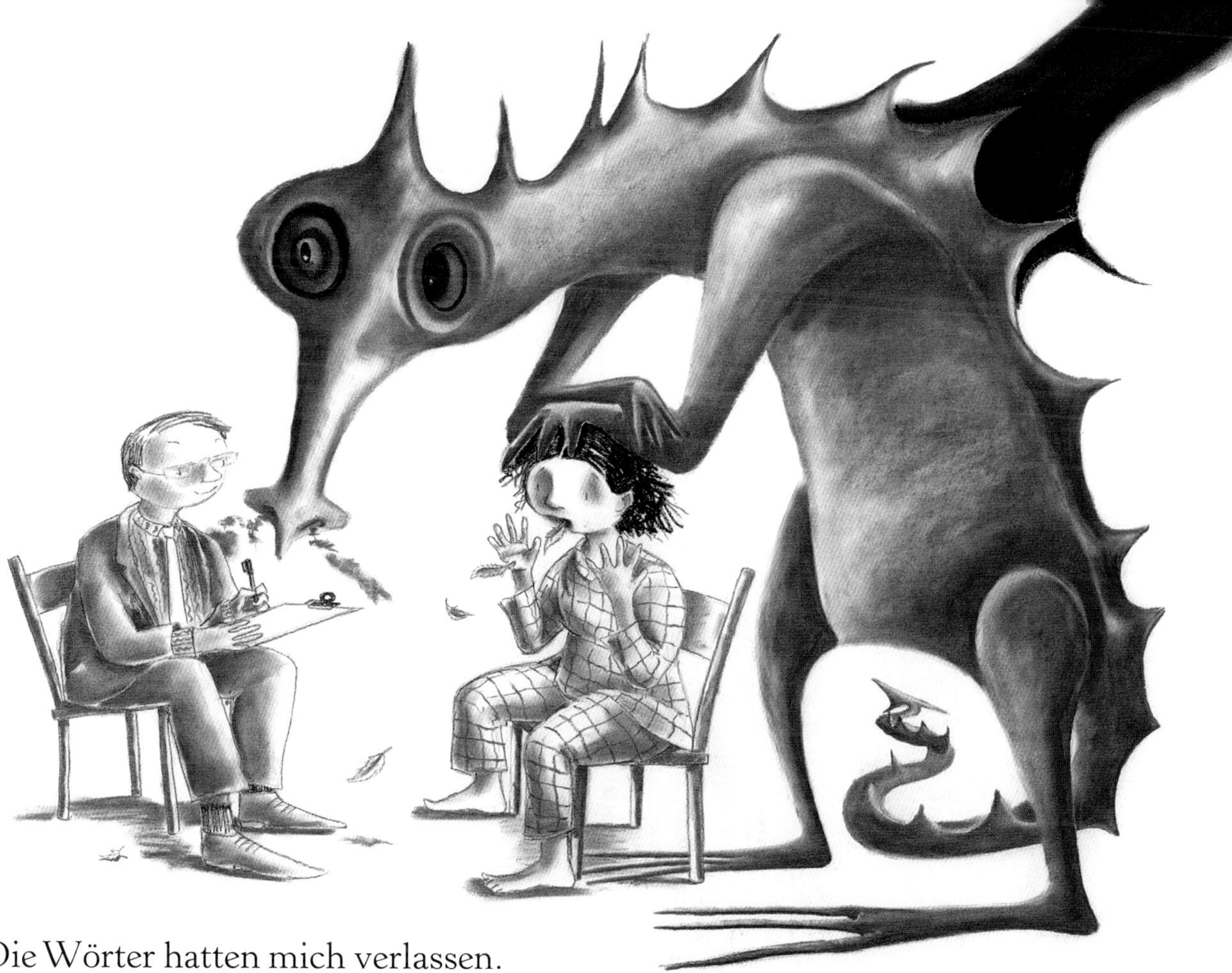

Die Wörter hatten mich verlassen.
Alle.

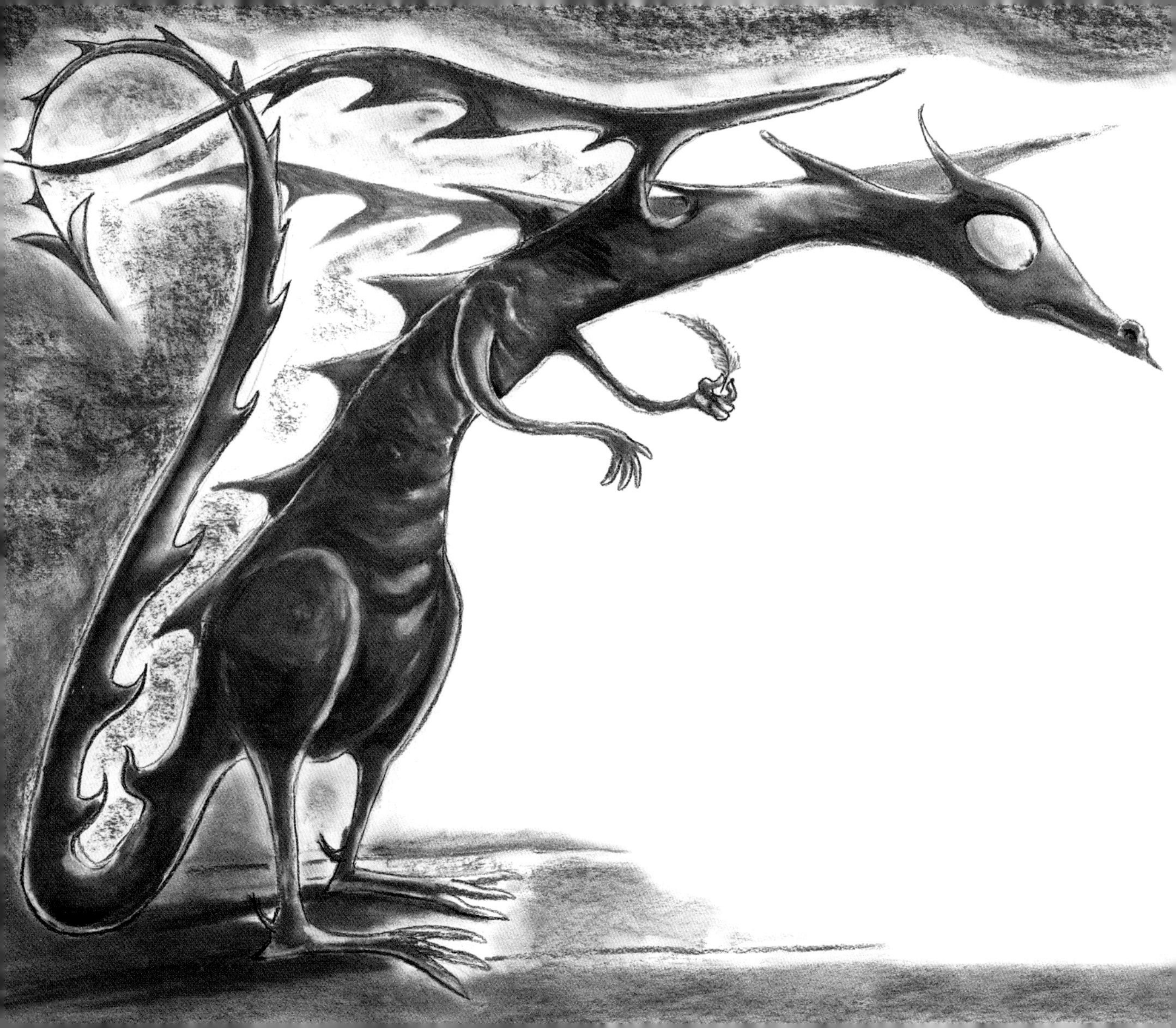

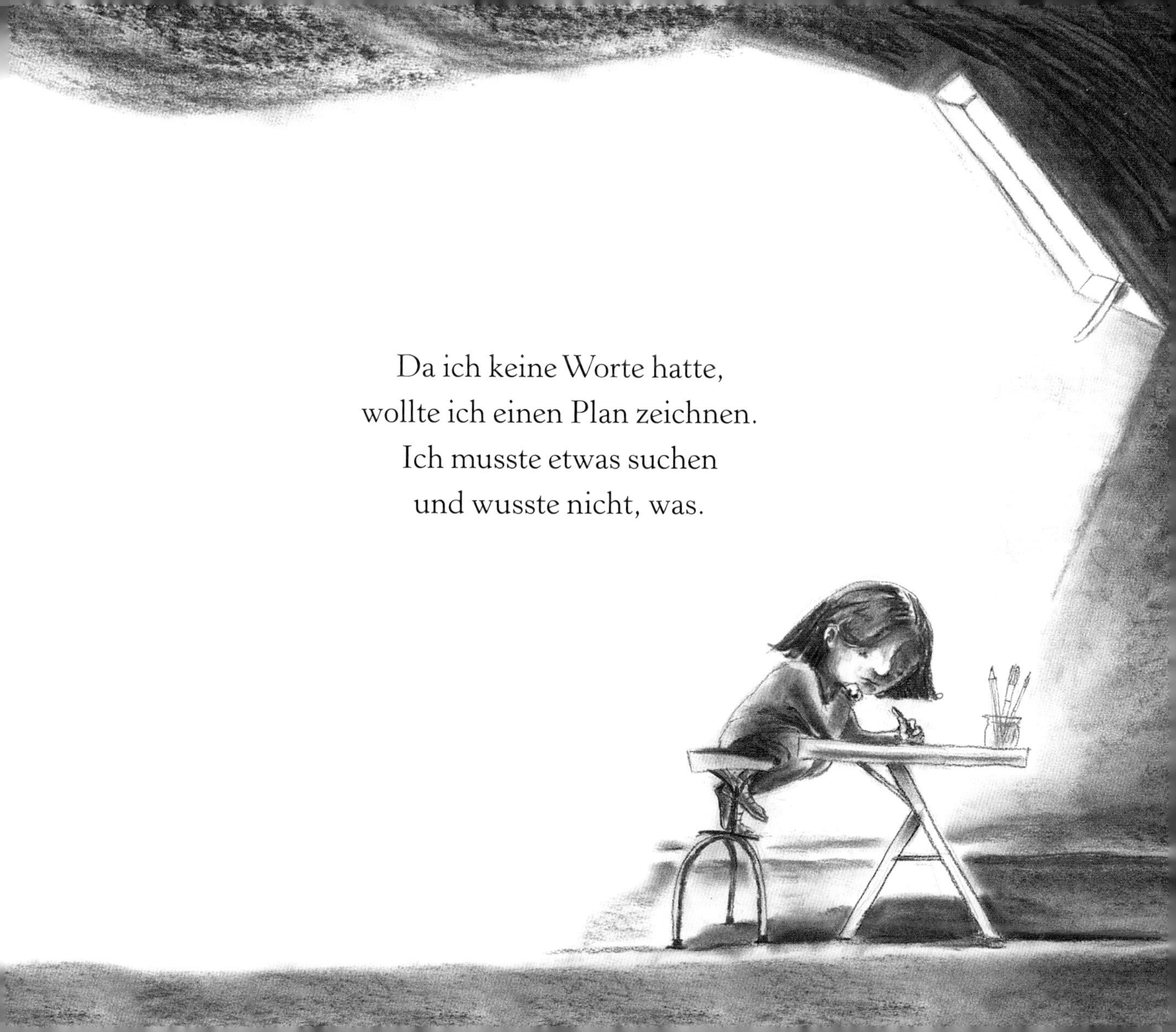

Da ich keine Worte hatte,
wollte ich einen Plan zeichnen.
Ich musste etwas suchen
und wusste nicht, was.

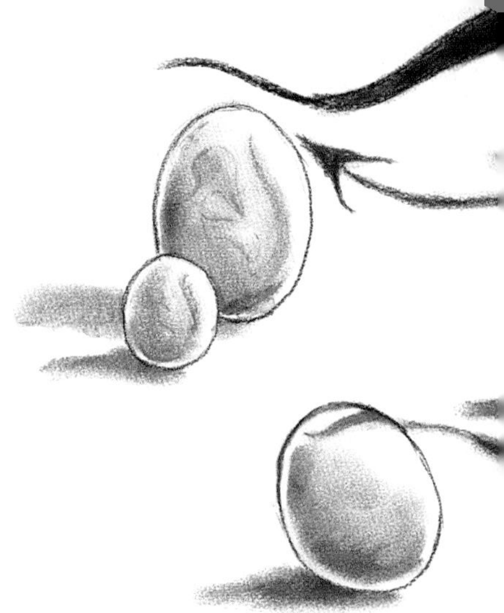

Ich wusste nicht einmal, wo oben und unten war.
Wie sollte ich da einen Plan zeichnen?

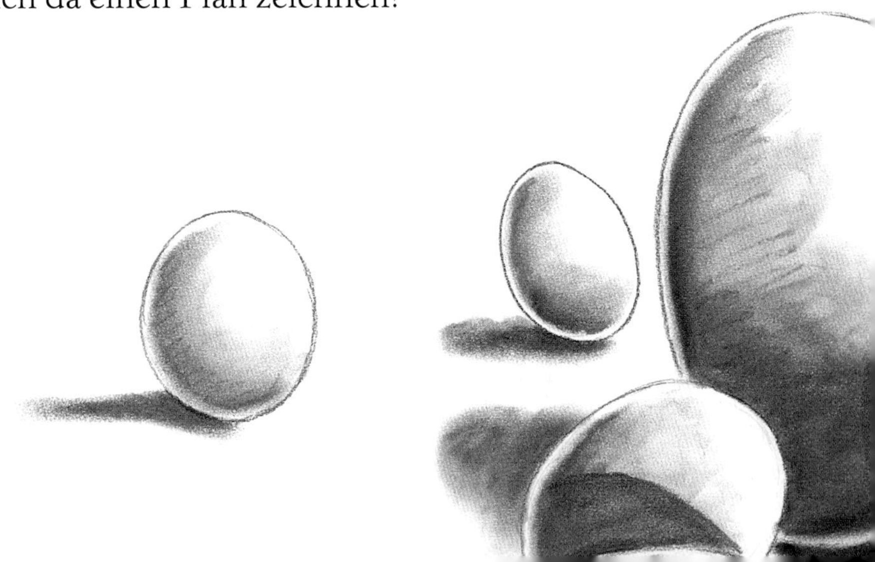

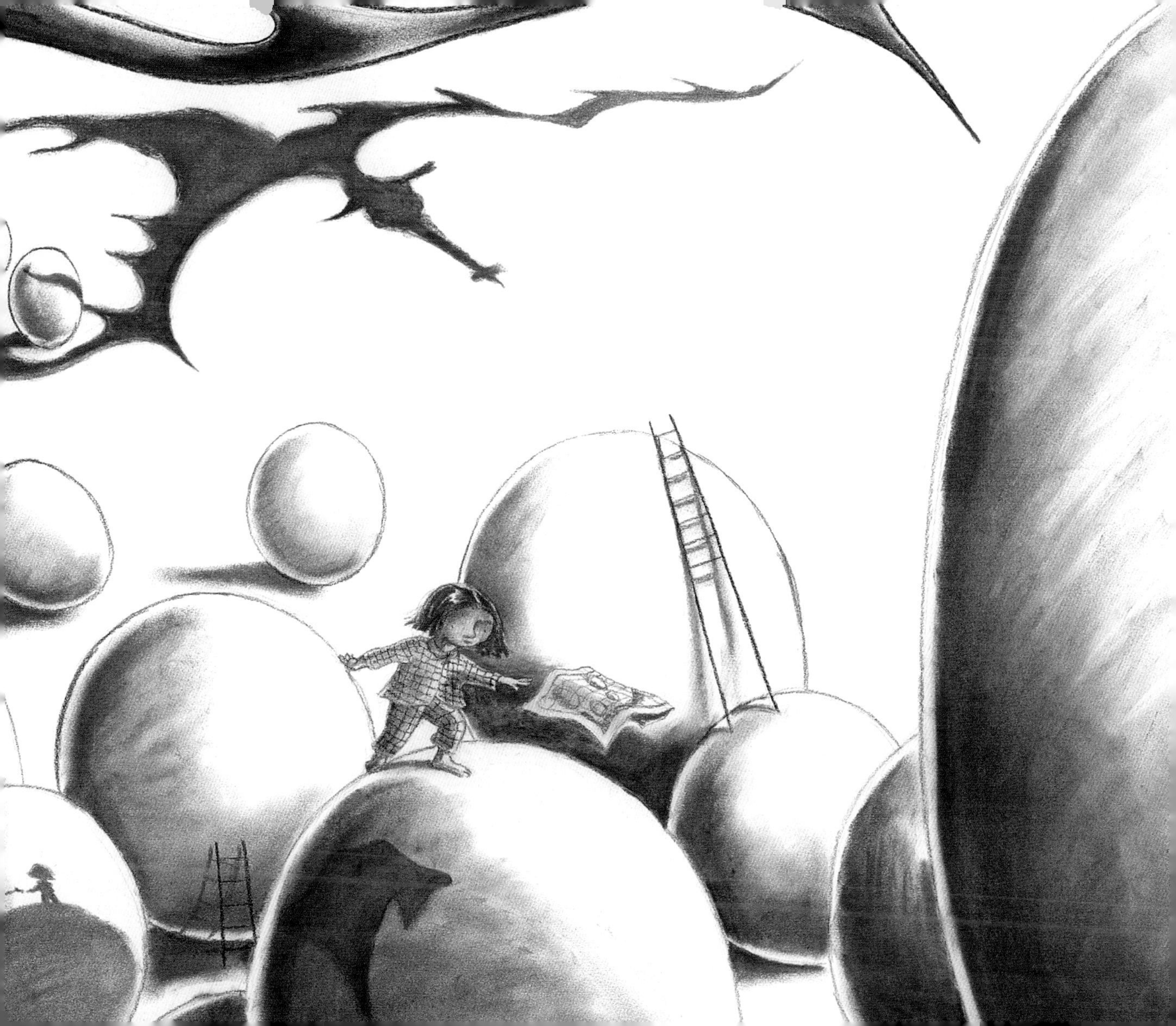

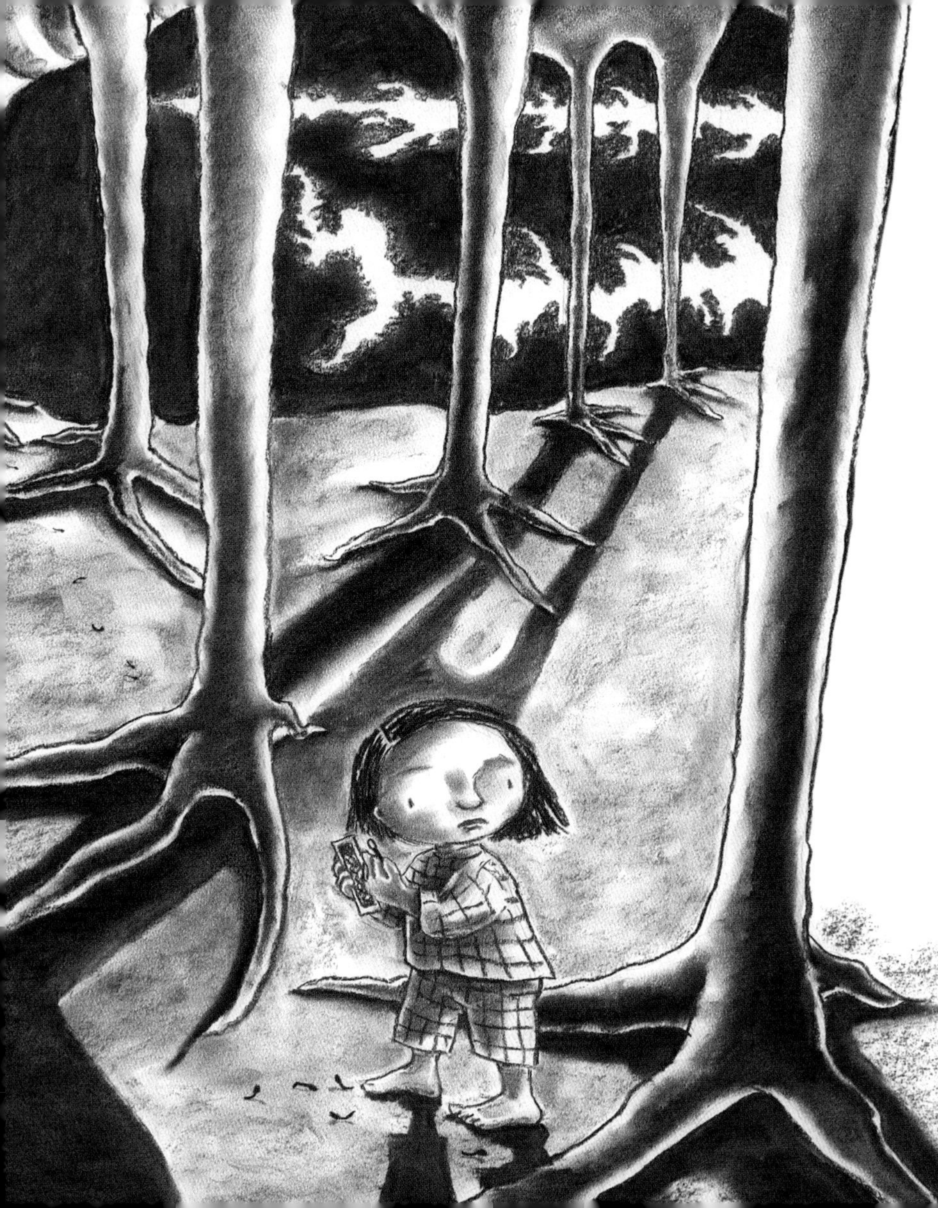

Kopf hoch, sagt man.

Wenn es nicht
gleich gelingt,
versuch's noch einmal,
sagt man.

Reiss dich zusammen,
sagt man.

Bemüh dich, sagt man.

Denk an die Millionen,
die Hunger leiden,
sagt man.

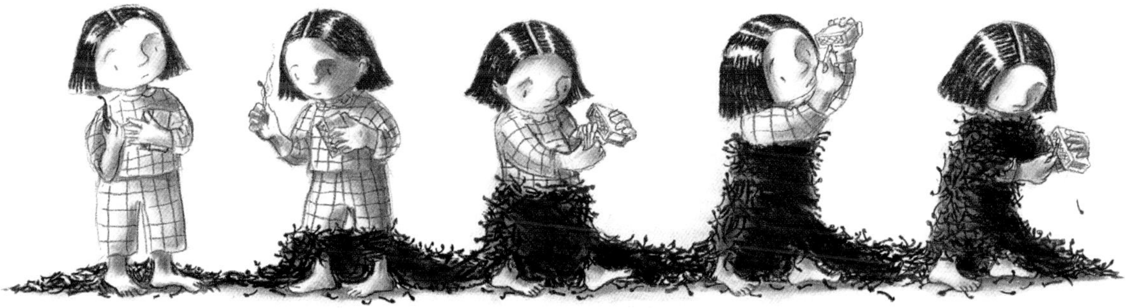

Zünd lieber eine Kerze an und hör auf, über die Finsternis zu jammern,
sagt man.

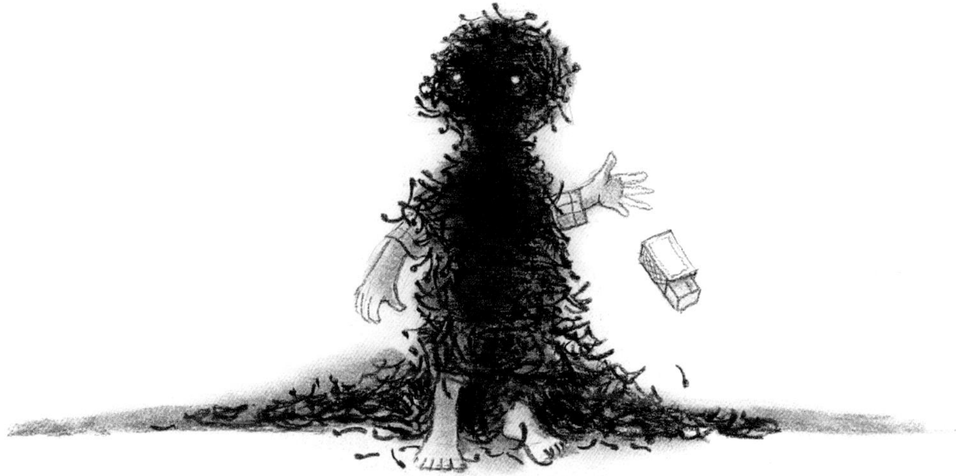

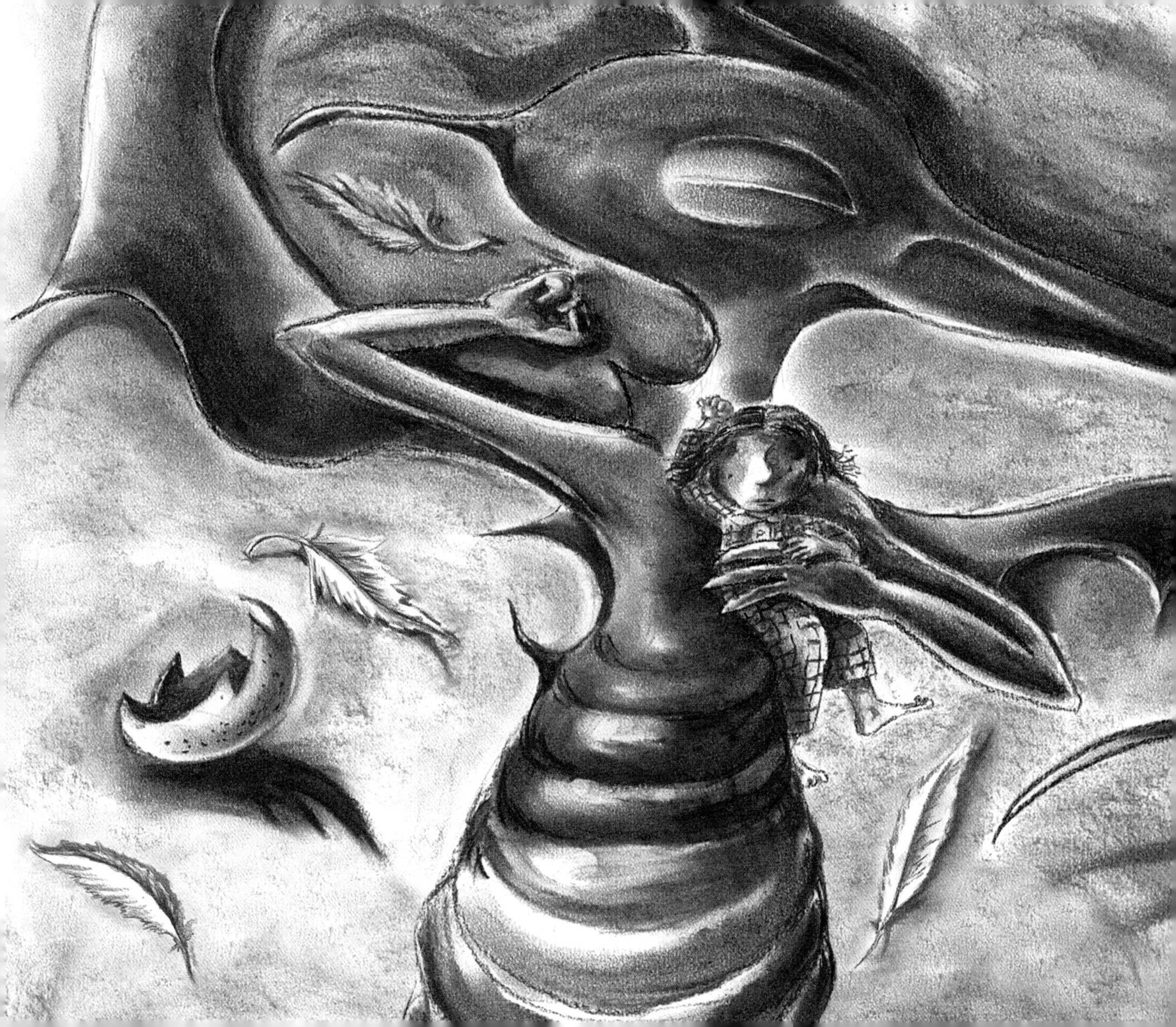

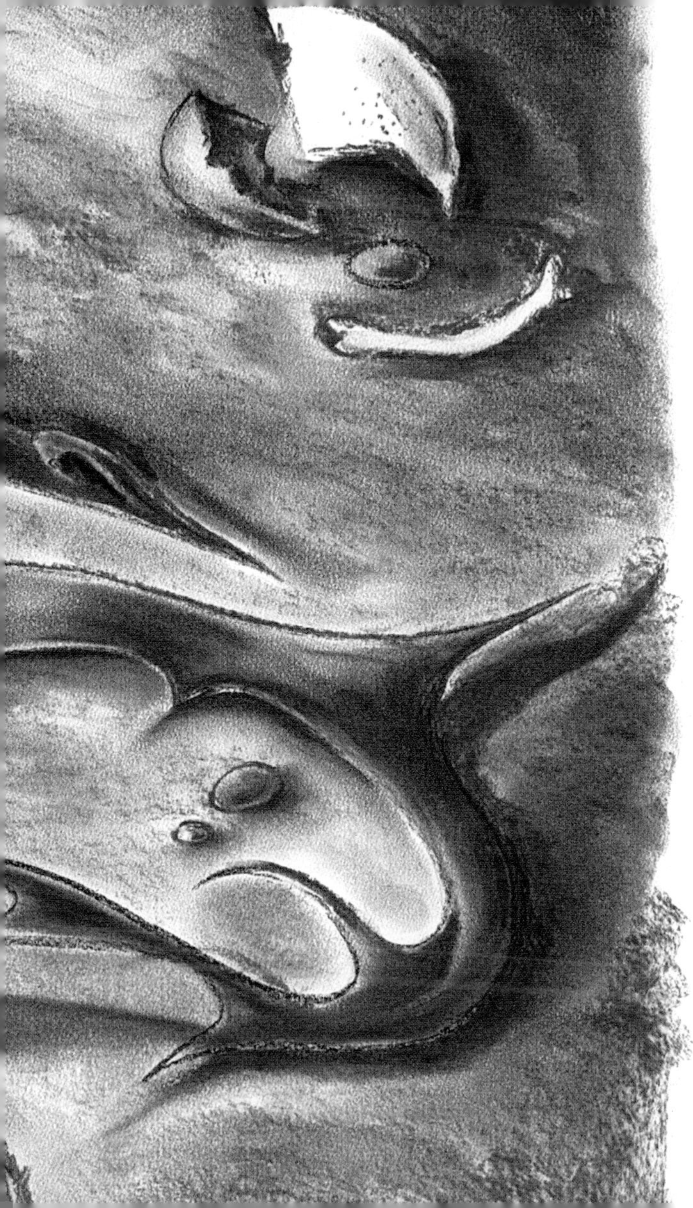

Eine
Aufgabe
für die
Nacht:
Die
Fähigkeit
in
meinem
eigenen
Dunkel
zu
überleben.

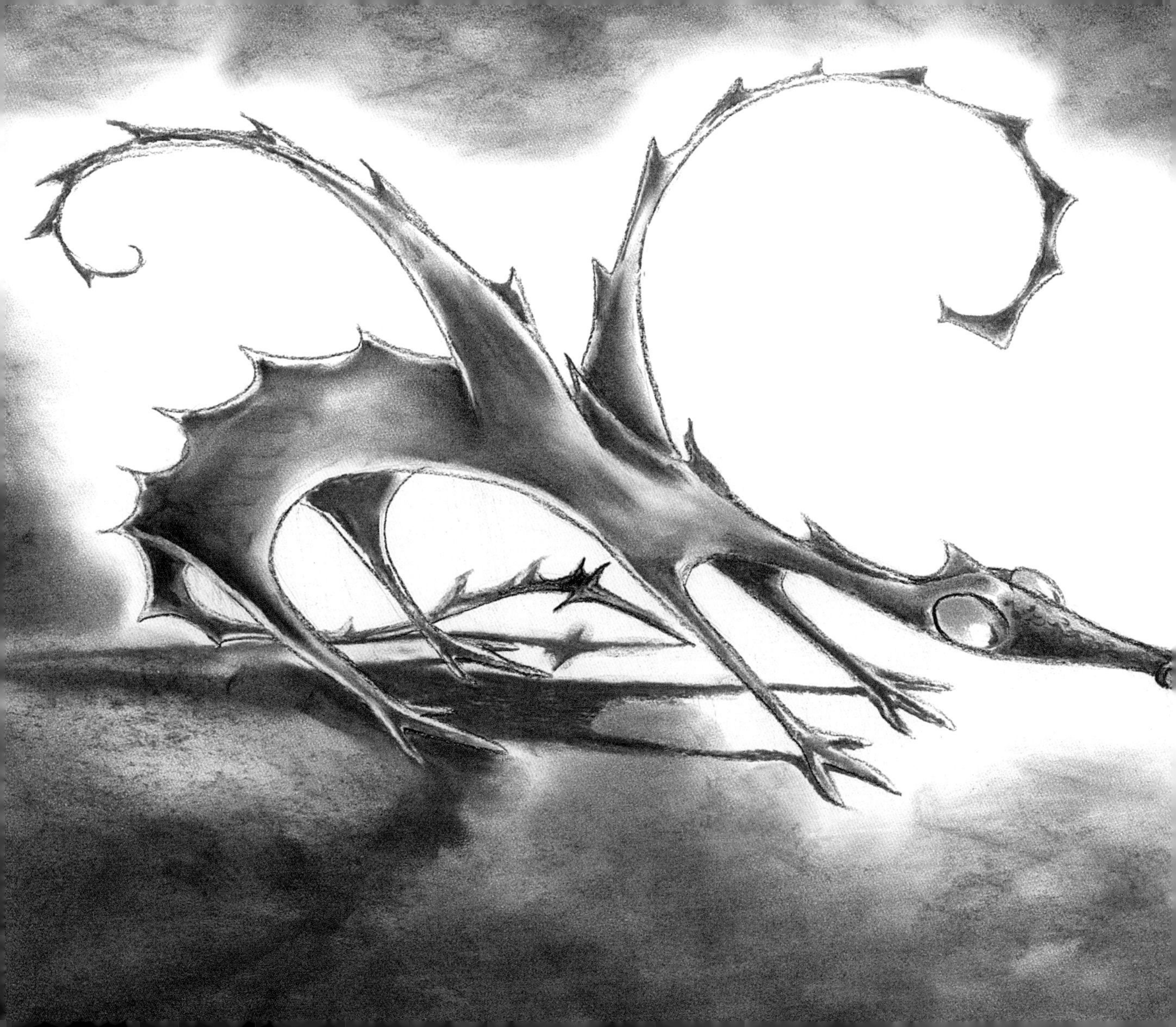

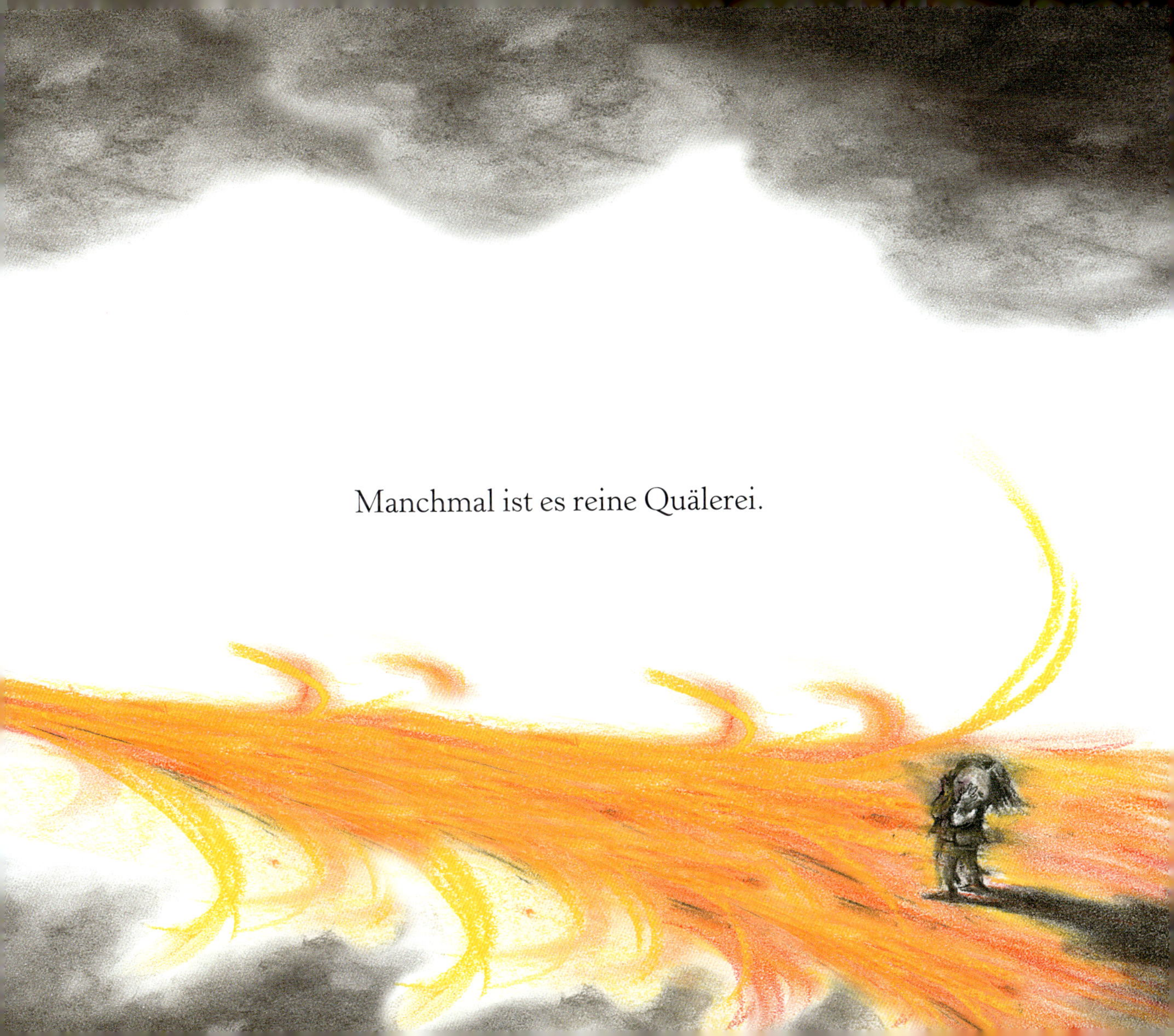

Manchmal ist es reine Quälerei.

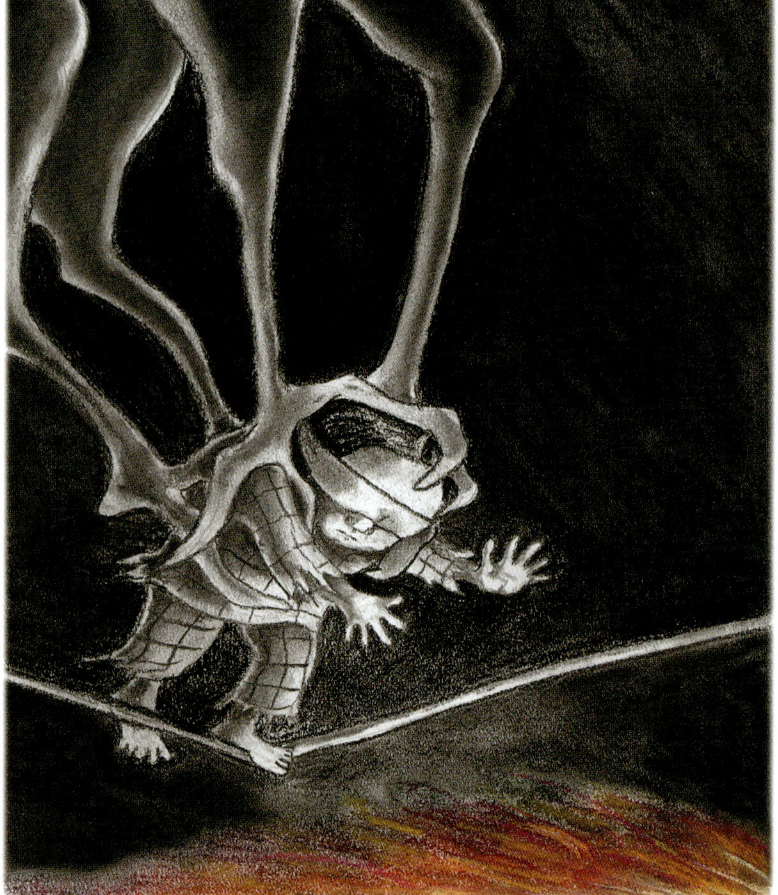

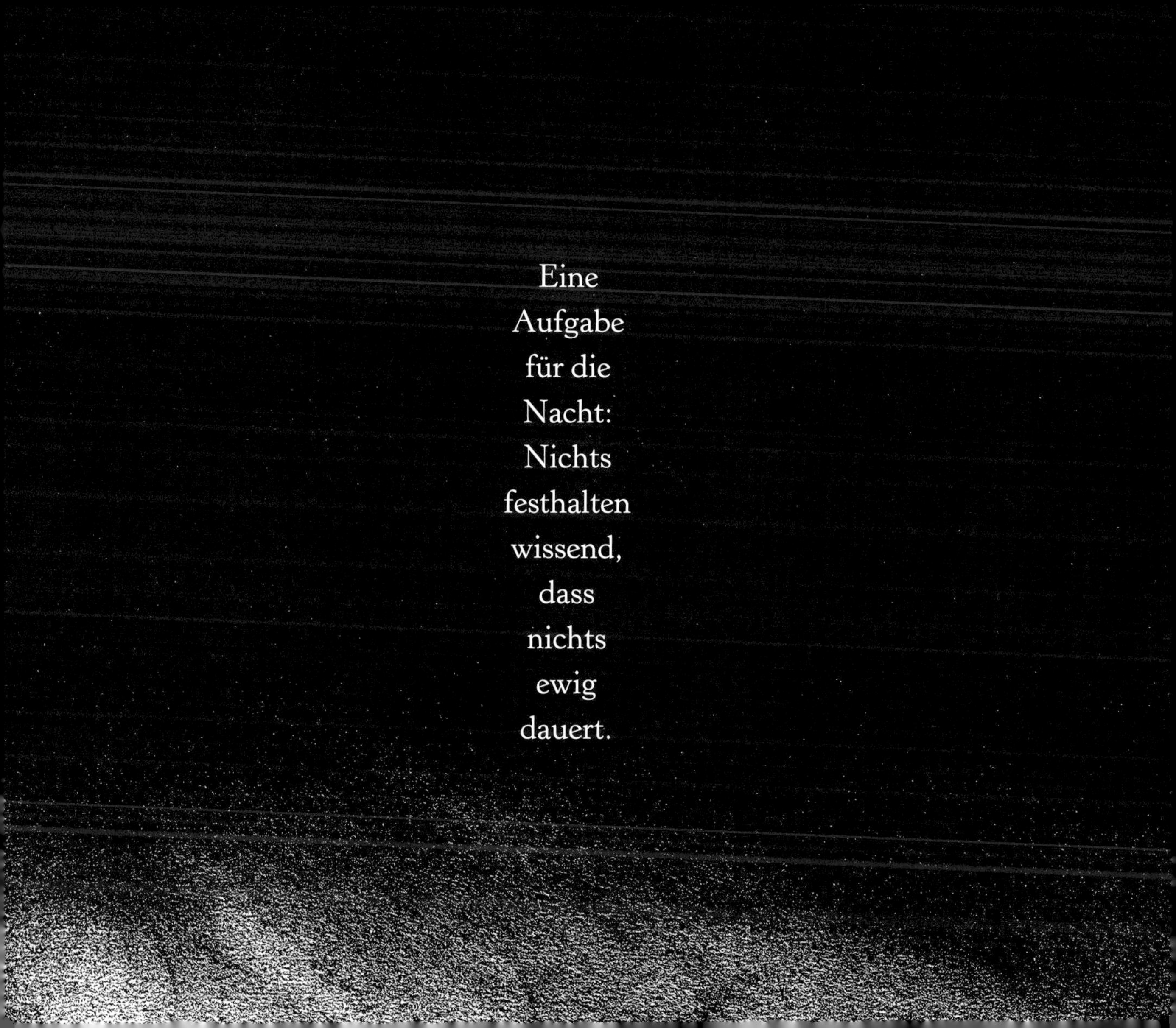

Eine
Aufgabe
für die
Nacht:
Nichts
festhalten
wissend,
dass
nichts
ewig
dauert.

Und eines Tages schleppte ich mich hinaus
und rannte, die Drachen verfolgten mich.
Immer näher kamen sie.
Ich konnte nicht davonlaufen.
Ich war zu schwach,
um es auch nur zu versuchen.

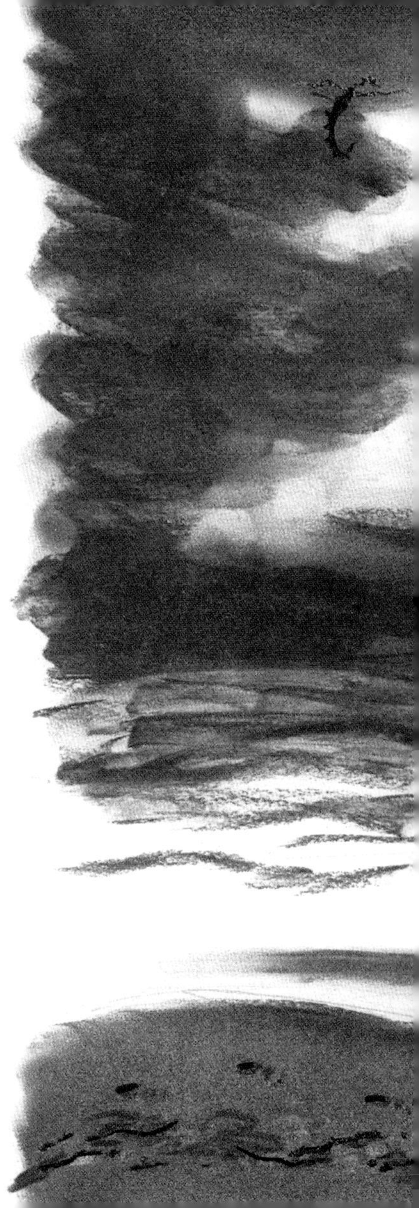

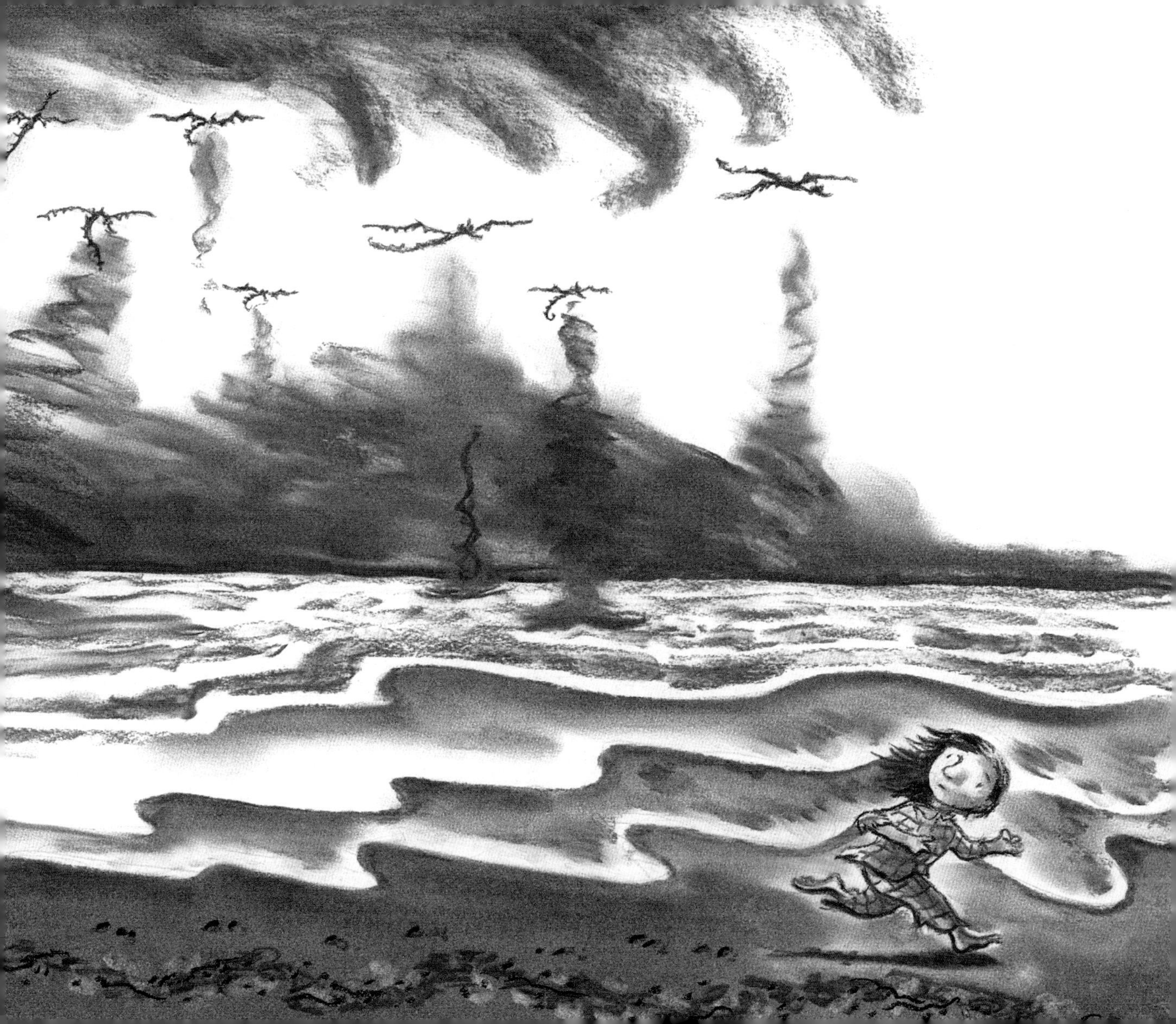

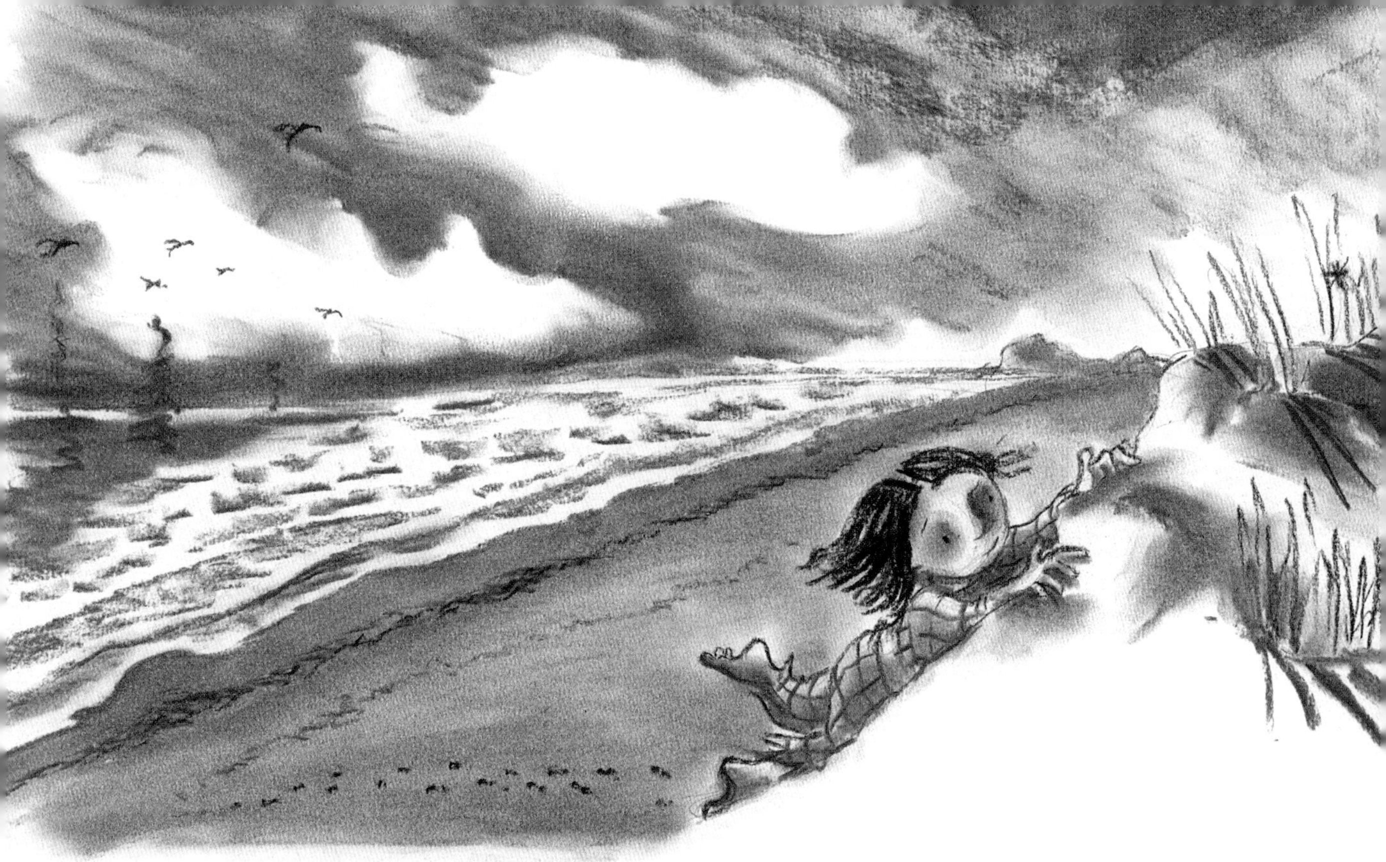

Ich gab auf. Konnte nicht mehr rennen.
Konnte nicht mehr atmen. Die Drachen hatten gewonnen.
Ich kroch auf eine Sanddüne.

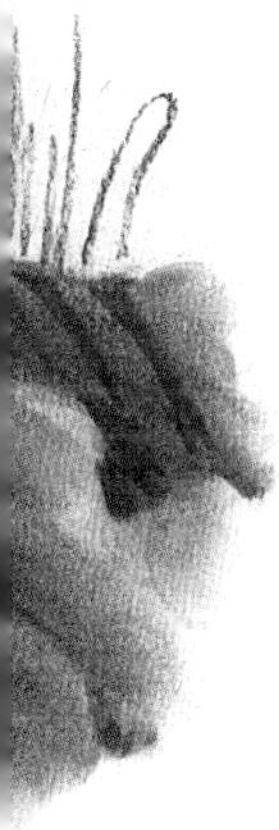

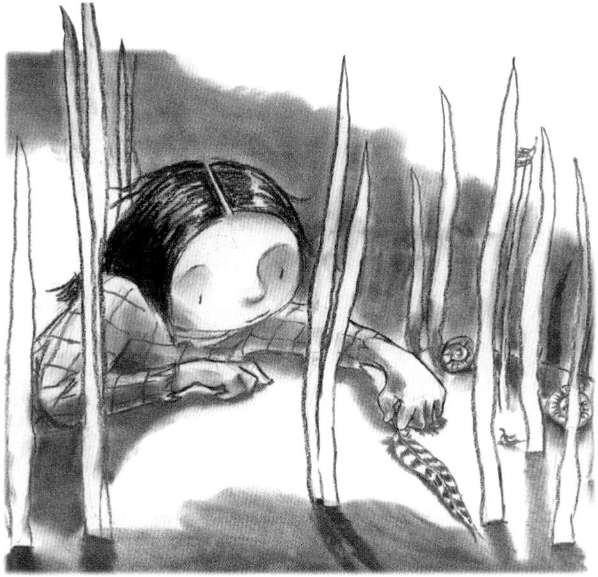

Oben im Gras lag eine Feder.
Schwarz und weiß. Gestreift und schön.
Nicht nur schwarz. Nicht nur weiß.

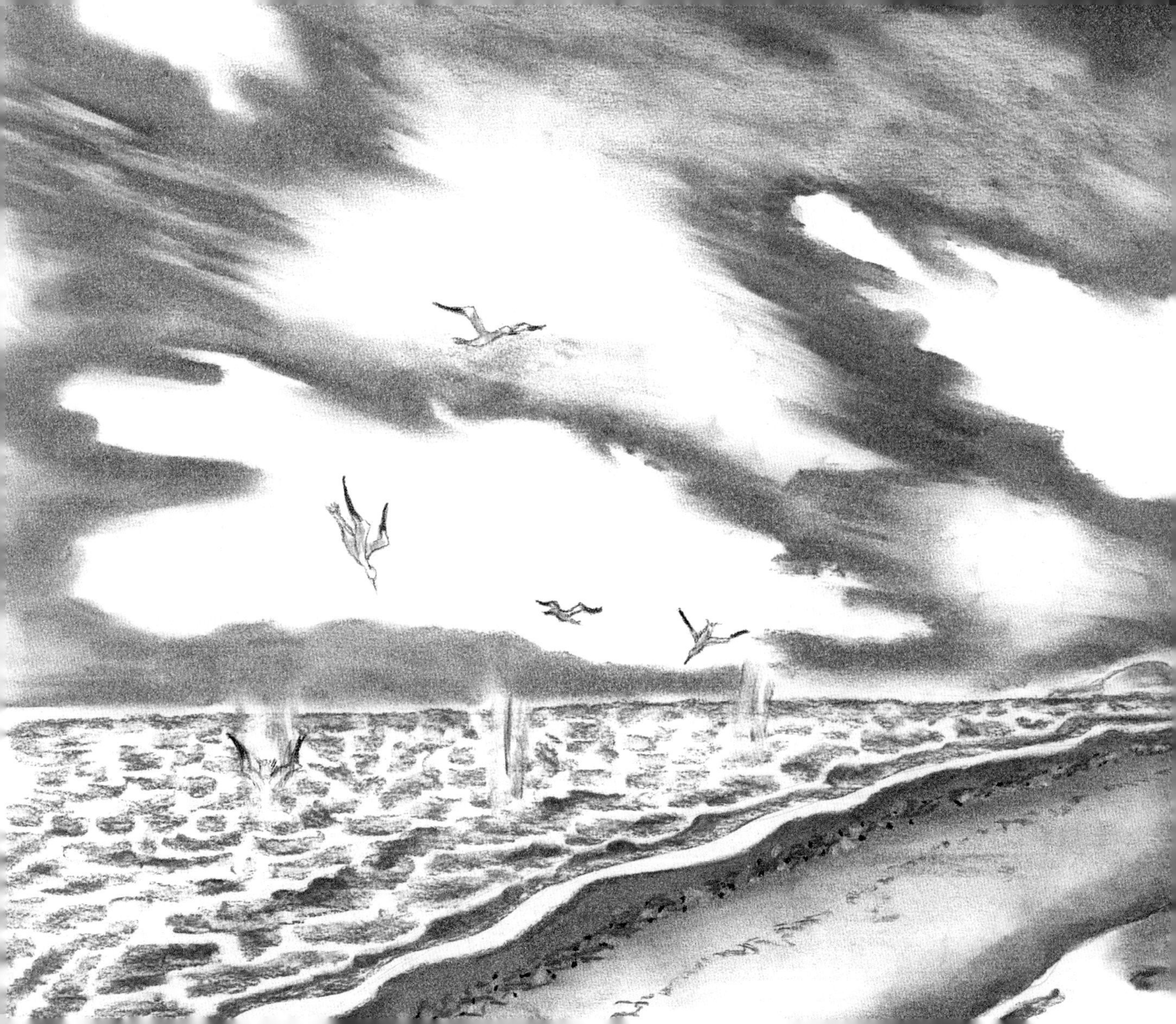

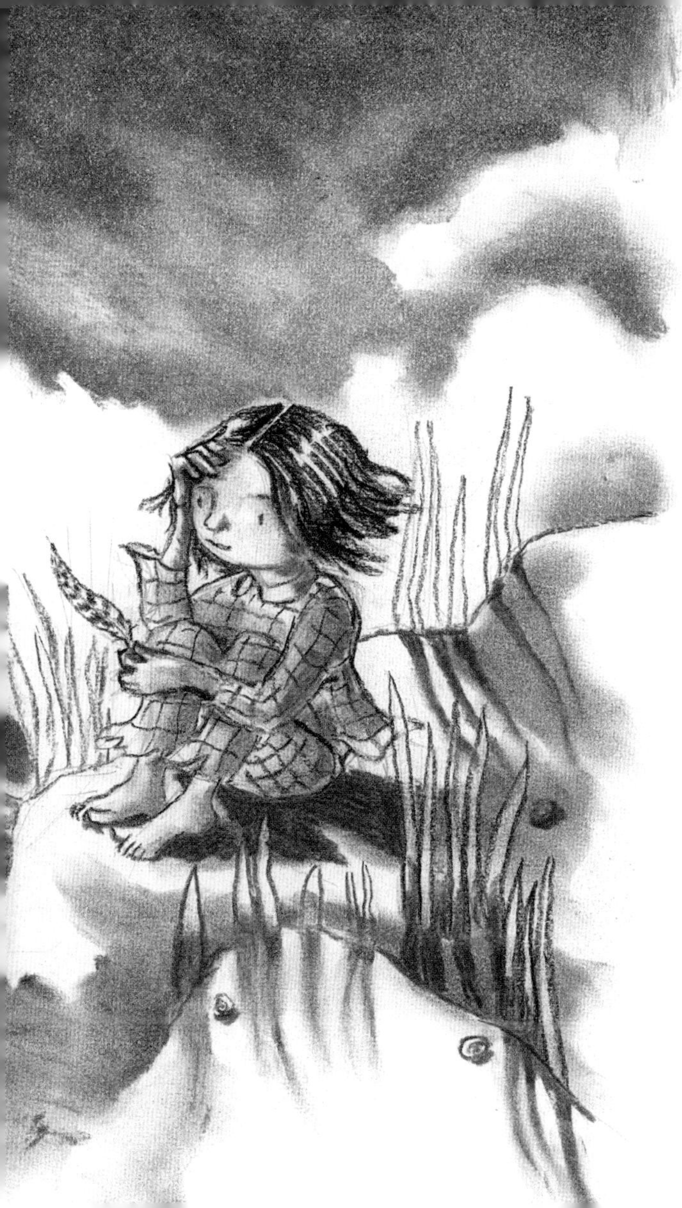

Und plötzlich
bewegte sich etwas.

Dieses Buch geht darauf zurück, dass ich den Großteil meines erwachsenen Lebens unter Depressionen gelitten habe. Ich musste Medikamente nehmen, manchmal halfen mir Therapien, manchmal stand ich es einfach durch und wartete, dass es mir irgendwann wieder besser ginge.

Es ist beinahe unmöglich Depression zu beschreiben, wir retten uns in Bilder. Wir sprechen von grauem Nebel, von einem schwarzen Hund oder einer Spirale, die immer weiter abwärts führt. In den Fängen der schwersten Form dieser Erkrankung können viele von uns beinahe überhaupt nicht sprechen, noch weniger ausdrücken, was wir fühlen. Darum habe ich Bilder verwendet. Sie geben natürlich nur meine persönlichen Erfahrungen wider, aber ich hoffe doch, dass sie die Qual verständlich machen, die diese Krankheit für die bedeutet, die an ihr leiden. Wir sind immerhin einer oder eine von fünf Menschen!

Ich habe die Depression als Drachen dargestellt. Drachen gelten als Ungeheuer, die fruchtbares Land in verkohlte, schwelende Ruinen verwandeln, die sich an Schwächeren vergreifen. Ich bin weder besonders tapfer noch erfinderisch, und nach so vielen Jahren der Auseinandersetzung muss ich zugeben auch ein wenig erschöpft, aber ich bin bereit, in alle Ewigkeit mit Drachen zu ringen, wenn ich damit jemandem helfen kann.

Krank zu sein und sich niemandem mitteilen zu können macht entsetzlich einsam. Ich hoffe, dass dieses Buch erklären kann, wie es uns dabei geht.

Debi Gliori

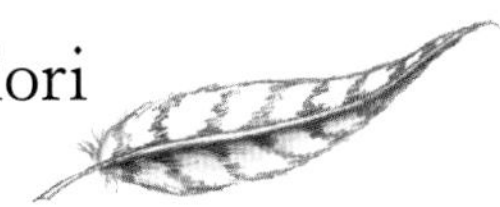